RÉFUTATION

DU

RAPPORT DE M. LISFRANC.

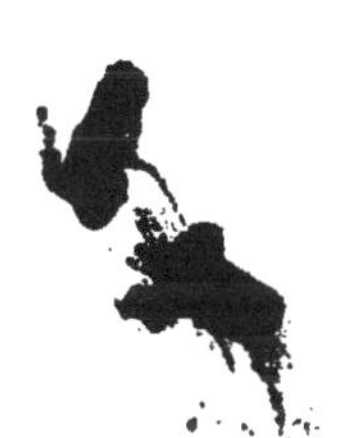

RÉFUTATION

DU

RAPPORT DE M. LISFRANC,

A L'ACADÉMIE ROYALE DE MÉDECINE,

EN DATE DU 5 MAI 1830,

PAR

LOUIS-FRANÇOIS GONDRET,

DOCTEUR EN MÉDECINE DE LA FACULTÉ DE PARIS, MÉDECIN HONORAIRE DES DISPENSAIRES DE LA SOCIÉTÉ PHILANTROPIQUE, MÉDECIN CONSULTANT DE L'INSTITUTION ROYALE DES JEUNES AVEUGLES, MÉDECIN PRÈS LE TRIBUNAL DE PREMIÈRE INSTANCE DU DÉPARTEMENT DE LA SEINE, MEMBRE DE PLUSIEURS SOCIÉTÉS SAVANTES;

AUTEUR:

1° D'un Mémoire sur l'emploi du feu en médecine et de la pommade ammoniacale; 2° d'un Mémoire concernant les effets de la pression atmosphérique sur l'homme, et de l'action de la ventouse dans différens ordres de maladies; 3° d'un Mémoire sur la cataracte, 4e édit., et d'autres opuscules.

> . . . . Si quid novisti rectius istis;
> Candidus imperti; si non, his utere mecum.
>
> HORAT. *Ep.*

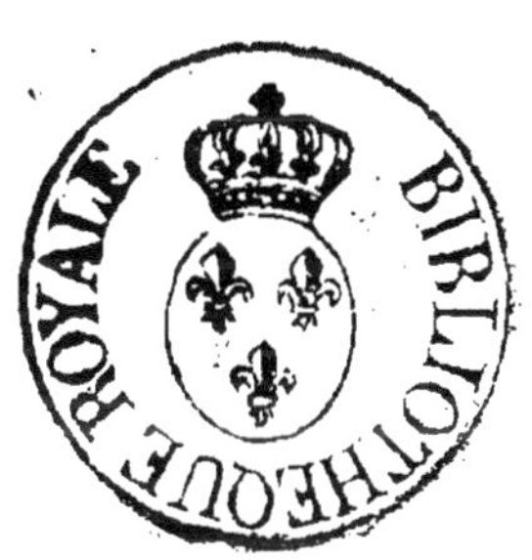

PARIS.

IMPRIMERIE DE RIGNOUX,

IMPRIMEUR DE L'ACADÉMIE ROYALE DE MÉDECINE,

RUE DES FRANCS-BOURGEOIS-S.-MICHEL, n° 8.

1830.

PREFACE.

La demande que j'ai faite à son excellence le ministre de l'intérieur d'une salle dans un hôpital pour l'application de ma méthode contre les affections oculaires, m'avait été suggérée par un grand nombre de médecins. En effet, depuis bien des années, mes collègues des dispensaires de la Société philantropique, mes confrères des hôpitaux et de la ville, au défaut d'une institution spéciale, m'envoient, chaque jour, les indigens affectés de maux d'yeux. Je suis d'autant plus reconnaissant de cette marque d'estime, qu'elle a soutenu mon courage pendant la trop longue épreuve qu'a subie ma réputation médicale, à cause du danger que quelques personnes avaient fort gratuitement attribué à ma méthode de traitement. Je ne me serais pas attendu à trouver dans des dispositions opposées à ma demande, M. Lisfranc, chirurgien en chef de l'hospice de la Pitié, qui depuis long-temps s'était montré partisan zélé d'un des principaux moyens dont je fais usage, et avait publié de grands résultats qu'il avait obtenus de son application. Les relations que l'intérêt de la science avait établies entre ce célèbre chirurgien et moi m'avaient autorisé à compter sur son assentiment, sur son appui même, dans une circonstance que je regarde comme importante pour la société. Malheureusement pour moi, M. Lisfranc se forma l'opinion erronée qu'on lui ôterait une salle de *son service pour me la donner*, et il me déclara qu'il s'opposerait de toutes ses forces, par son crédit et par son patronage, au succès de ma proposition. Je m'estimais heureux, dans mon désappointement, de trouver du moins de la franchise dans M. Lisfranc; mais cette franchise ne me paraissait pas devoir exclure les droits de la vérité. Je pensais que ce praticien, tout en agissant contre moi, ferait à la fois une exposition claire et une réfutation raisonnée des principes de ma méthode, et des observations nombreuses sur lesquelles elle est fondée. Or, c'est ce que M. Lisfranc n'a pas fait. J'espérais qu'il aurait à mon égard quelque modération dans une enceinte où je suis étranger, et où par conséquent je ne pouvais me défendre. Cependant, plus de deux mois après notre dernière entrevue, M. Lisfranc s'est fait l'avocat des anciennes méthodes et l'ennemi de la mienne, mais il n'a fourni aucune preuve à l'appui de ses allégations.

Toutefois cet académicien n'a eu qu'un succès bien contesté : son rapport a été fortement attaqué comme renfermant des propositions contradictoires; on y a vainement cherché des preuves contre cette masse de faits qui démontrent l'efficacité de ma méthode, faits d'ailleurs si faciles à vérifier. Plusieurs académiciens m'ont fait l'honneur de prendre ma défense, et je ne sais quel sort aurait eu le rapport de M. Lisfranc si j'avais pu donner, séance tenante, à ces confrères, sur un sujet qui ne leur est pas familier, les renseignemens qui leur manquaient pour développer la question. C'est dans l'intention d'y suppléer que je vais exposer brièvement les motifs et les faits propres à éclairer l'Académie royale de médecine sur le véritable but de ma demande à son excellence le ministre de l'intérieur.

RAPPORT

FAIT A L'ACADÉMIE ROYALE DE MÉDECINE

SUR LA LETTRE

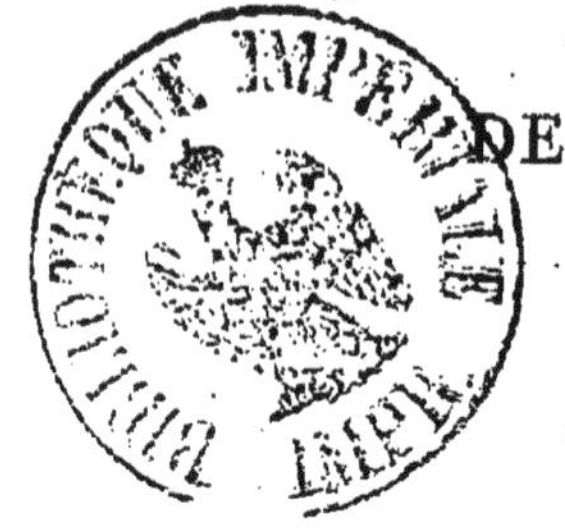

DE M. LE Dr GONDRET.

(Séance du 5 mai 1830.)

MESSIEURS,

L'Académie royale de médecine nous a chargés, MM. Gérardin, Récamier, Marjolin, Piorry, Roux, Émery et moi, de lui donner notre opinion sur une lettre du Dr Gondret, adressée à son excellence le Ministre de l'intérieur, afin d'obtenir, dans l'un des hôpitaux de Paris, une salle pour le traitement, par une nouvelle méthode, de la manie, de l'épilepsie, de la goutte sereine, de la cataracte, etc.

Votre Commission pense que l'idée d'appliquer des caustiques sur la tête et ailleurs, contre la manie et l'épilèpsie, n'est pas nouvelle, que l'efficacité de ces moyens n'a pas été démontrée par M. Gondret, et qu'on a vu dans beaucoup de circonstances des accidens graves se développer.

Nous allons examiner maintenant les prétentions du Dr Gondret relativement à la cautérisation pratiquée sur la tête pour guérir les maladies des yeux : l'observation de Petit de Namur, les belles expériences de Vicq-d'Azir, celles de notre collègue M. Ribes, sur lesquelles MM. Serres et Magendie ont fait jaillir de nouvelles lumières, ne démontraient-elles pas avant M. Gondret l'action de la cinquième paire de nerfs sur la vision? Ne sait-on pas que de temps immémorial, pour ainsi dire, les anciens cautérisaient sur le trajet de ces nerfs? et n'avons-nous pas vu, il y a plus de vingt ans, nos maîtres appliquer sur les tempes et sur le front de larges vésicatoires qu'on avait soin d'irriter beaucoup et de renouveler fréquemment? Nous ne laisserons pas d'ailleurs échapper ici l'occasion de répéter le grand principe thérapeutique qui veut qu'on ne guérisse pas toujours les mêmes maladies par le même médicament. Ainsi, par exemple, il est des gouttes sereines qu'on dissipe par les évacuations sanguines, il en est qu'on enlève avec l'émétique, celles-ci cèdent au séton à la nuque, celles-là à la cautérisation de la cornée transparente, etc.

Mais M. le Dr Gondret prétend que ce qu'il nomme sa nouvelle méthode est imparfaitement imité dans les hôpitaux. Pour répondre à cette allégation, il suffira de dire que tout le monde a pu lire les mémoires de notre auteur, que les moyens qui y sont indiqués sont du ressort de la chirurgie, dont l'exercice est confié, sans le moindre inconvénient, à nos élèves les moins forts.

Votre commission conclut *unanimement* que la méthode de M. Gondret n'est pas nouvelle, qu'elle peut être dangereuse dans certains cas, que cette méthode ne doit pas être exclusivement employée, qu'elle est d'une application très simple et très facile, et à la portée de tout le monde, et qu'enfin il n'y a pas lieu à accorder au Dr Gondret une salle dans les hôpitaux de Paris.

Signés, BAFFOS, PIORRY, GÉRARDIN,
LISFRANC, rapporteur.

RÉFUTATION

DU

RAPPORT DE M. LISFRANC,

À L'ACADÉMIE ROYALE DE MÉDECINE,

SUR LA DEMANDE

FAITE PAR M. LE Dr GONDRET

D'UNE SALLE DANS UN HOPITAL POUR Y PRATIQUER SA MÉTHODE CONTRE LES MALADIES OCULAIRES.

Je n'ai point présenté la méthode selon laquelle je traite les affections cérébrales et oculaires comme entièrement nouvelle. Je sais très bien qu'il ne se passe rien de nouveau sur le globe, et que les découvertes et les principes nouveaux, en apparence, reposent presque toujours sur des expériences et sur des exemples antérieurs. Cette méthode a pour base les modifications importantes que j'ai fait subir à des agens connus depuis long-temps.

La cautérisation de la tête par l'acier incandescent, ou par le moxa, était proscrite depuis les malheurs arrivés à de Haen de Vienne, et à Pouteau de Lyon. Dans sa pyrotechnie, M. le baron Percy avait réformé les procédés de ces hommes célèbres, toutefois sans citer de faits qui pussent motiver les changemens qu'il proposait à cet égard. Ce fut d'après cet auteur que j'employai le cautère circulaire et concave de Scultet. Je ne tardai pas à voir que certains métaux tels que le platine, l'argent, le cuivre, absorbant une quantité de calorique sept à huit fois plus considérable que l'acier, devaient être préférés à ce dernier, lorsqu'on voulait cautériser par le feu. J'ai adopté le cuivre rouge, dont j'ai fait confectionner des cautères de formes circulaire, linéaire ou plane, selon l'indication que j'ai à remplir. Par cette modification, le malade qui supporte la cautérisation n'éprouve de douleur que pendant l'espace d'une seconde, au lieu qu'il en faut huit ou dix pour que l'acier produise l'effet convenable.

Mais pour éviter, autant que possible, l'emploi du feu, je me suis approprié un autre agent également connu des médecins, et dont l'application était impossible dans ce cas. En effet, soit à l'état liquide, soit à l'état de liniment, seules formes sous lesquelles on en faisait usage alors, l'ammoniac ne peut faire des plaies régulières, et il est toujours à craindre que son action ne s'étende trop profondément, comme cela est arrivé plus d'une fois. J'ai combiné cette substance avec des corps gras plus ou moins denses, et susceptibles de lui donner la consistance de pommade. Après des épreuves réitérées, pendant plusieurs années, je composai sur ce sujet un mémoire que je lus à l'Académie royale des sciences, en 1817. Ce mémoire contenait des observations de manie, d'épilepsie, de goutte sereine, traitées soit avec le cuivre incandescent, soit avec la pommade ammoniacale. Il y eut sur mon travail un rapport très remarquable de messieurs Portal, Thénard et Percy. On y apprécie les quatre modes d'application que j'avais proposés pour obtenir des médications extrêmement variées, au moyen de l'ammoniac; savoir: 1° action tonique, 2° rubéfaction par les frictions de pommade ammoniacale, 3° vésication, 4° cautérisation. J'avais aussi proposé pour ce remède une dénomination qui aurait désigné, par un seul mot, ces quatre degrés dans l'énergie du remède. M. le baron Percy, rapporteur à l'Institut, préféra donner à ce topique le nom de pommade ammoniacale, qui lui est resté. Ce remède est aussi connu sous mon nom, ce qui n'aurait pas eu lieu si les médecins ne l'avaient trouvé préférable aux préparations analogues dont on se servait auparavant (1).

M. Lisfranc ayant confondu avec les remèdes employés avant moi les moyens qui font essen-

---

(1) Voy. le rapport de MM. Portal, Thenard et Percy, p. 25.

tiellement partie de ma méthode, je me suis trouvé dans la nécessité d'en donner l'historique sommaire.

Dans son rapport à l'Académie royale de médecine, M. Lisfranc dit que l'efficacité de ma méthode n'a pas été démontrée. Pourquoi donc en a-t-il proclamé lui-même l'excellence dans son rapport à la société philantropique, année 1827, où il déclare avoir guéri des gouttes-sereines et des cataractes commençantes, par la pommade ammoniacale de son collègue le docteur Gondret. Et si M. Lisfranc avait eu sujet de renoncer à l'opinion qu'il avait émise en 1827, aurait-il dans les années suivantes, répété ses épreuves avec le même succès? et aurait-il publié, en 1828 (Journal général des hôpitaux, numéro du 24 septembre 1828.) que *sur quinze gouttes sereines, il en avait guéri douze par la pommade ammoniacale?* Un traitement quelconque a-t-il jamais produit d'aussi beaux résultats? et le même médecin, qui a présenté de semblables preuves en faveur d'une méthode médicale, peut-il être aussi manifestement en contradiction avec lui-même lorsqu'il s'agit d'en étendre les effets pour l'avantage de la société (1)?

---

(1) Plusieurs thèses ont été soutenues à la Faculté de médecine de Paris à l'appui de ma méthode.

A Putanges, département de l'Orne, M. le Dr de Borville,

Ma méthode est nouvelle, non seulement par la manière dont je dirige l'action des principaux moyens que j'emploie, et qui sont : le cuivre rouge incandescent, la pommade ammoniacale, la potasse caustique ; elle l'est aussi par les auxi-

---

ayant à traiter une éruption miliaire très grave par ses complications, dans laquelle les vésicatoires cantharidés, et la moutarde restaient sans action, trouva une ressource salutaire dans la pommade ammoniacale. Sa thèse est de 1822, n° 183.

M. le Dr de Verre consigna dans sa thèse des cas de fièvre jaune où il avait vu, à la Martinique, la pommade ammoniacale et les ventouses produire d'heureux résultats. 1822, n° 131.

Dans sa thèse sur la néphrite, M. le Dr Sellier a produit des faits sur l'application de la ventouse dans cette cruelle maladie. 1822, n° 237.

M. le Dr Bessière, qui, comme M. le Dr Sellier, m'a vu traiter chez moi pendant long-temps les affections cérébrales et oculaires, a soutenu, dans sa dissertation et en séance publique, les avantages de ma méthode sur celles qui sont en usage. 1824, n° 154.

M. le Dr Alph. Chardon, dans la thèse qu'il a soutenue, en 1827, a présenté deux observations de gouttes sereines guéries par Laennec à la clinique de la Charité, au moyen de ma méthode. N° 92.

Dans sa longue pratique à la Martinique, M. le Dr Lefort, premier médecin en chef de la marine, a constamment tiré le plus grand parti de la pommade ammoniacale et des ventouses, soit contre la fièvre jaune, soit contre les autres maladies qu'engendre le climat des tropiques. Il en a consigné de nombreuses preuves dans ses ouvrages.

liaires que j'administre simultanément, ou pour réprimer la douleur, ou pour favoriser les médications indiquées, savoir, la ventouse sèche ou scarifiée, les autres modes d'émission sanguine, des collyres d'ammoniaque, de belladone, les laxatifs, l'électro-puncture, etc. C'est de l'ensemble de ces différens moyens et de tous ceux qui peuvent me paraître utiles, que résultent les observations si variées de manie, d'épilepsie, d'asphyxie, de gouttes sereines, d'albugo, et enfin de cataractes, qui, depuis plus de vingt ans, se succèdent dans ma pratique.

M. Lisfranc déclare que ma méthode n'est ni nouvelle ni efficace. Comment alors a-t-il pu se déterminer à combattre la cataracte par l'application de cette méthode? (Voy. son rapport à la Soc. philantr., 1828.) Or, y a-t-il en médecine quelque chose de plus nouveau et de plus remarquable que de pouvoir traiter cette maladie sans opération? Chaque jour me fournit de nouvelles preuves péremptoires des propositions que j'ai avancées sur cette matière. (Voyez l'observation de madame Sirey, mémoire lu par M. le Dr Pravaz à l'Académie royale de médecine, le 11 mai 1830.)

M. Lisfranc ajoute : « L'observation de Petit « de Namur, les belles expériences de Vicq-d'A- « zir, celles de notre collègue M. Ribes, sur les- « quelles MM. Serres et Magendie ont fait jaillir

« de nouvelles lumières, ne démontraient-elles « pas avant M. Gondret l'action de la cinquième « paire sur la vision? »

Ces expériences dont s'appuie M. Lisfranc n'offrent que des inductions théoriques; elles ne sont point des argumens contre ma méthode thérapeutique, qui, au contraire, répand une véritable lumière sur leurs résultats. En effet, que font à ma pratique l'observation de Petit de Namur, qui a vu la lésion de la branche sus-orbitaire de la cinquième paire produire la cécité, et les expériences de Vicq-d'Azir, qui déterminent la cécité par une lésion artificielle de la cinquième paire, suivies de celles de M. Ribes et de M. Magendie? Que font contre moi ces recherches théoriques, quelqu'ingénieuses qu'elles soient, puisqu'elles n'ont pas conduit leurs auteurs à mes considérations et à mes déterminations pratiques? lorsqu'il y a six à sept ans, M. Magendie démontra la participation réelle de la cinquième paire à la vision, je distinguais, déja depuis dix ans, une seconde espèce de goutte sereine essentielle que m'avaient fait connaître la cautérisation et les applications de la pommade ammoniacale sur les parties de la face auxquelles se rend la branche ophtalmique de Willis. C'est aussi dans un esprit de justice que, vers cette époque, je prévins ce savant physiologiste que sa découverte m'aidait à définir plus distinctement que je ne l'avais fait auparavant, la goutte sereine par lésion de la cinquième paire.

L'argument de M. Lisfranc est donc tout-à-fait sans fondement; la seule induction qu'on puisse en tirer en bonne logique, et en rétablissant le véritable ordre des faits, c'est que ma pratique, agissant contre l'une et l'autre goutte sereine, porte en même temps un véritable secours à la théorie.

Puisque M. Lisfranc a eu l'idée d'opposer à ma méthode des questions de pure théorie qui ne pouvaient l'infirmer, pourquoi n'a-t-il pas appelé l'attention de l'Académie de médecine sur des considérations anatomiques plus importantes que j'ai rattachées au traitement des maladies de la tête? elles sont fondées sur la circulation de la tête, comparativement à celle des autres régions: la première région reçoit quatre grosses artères, le membre inférieur, qui est beaucoup plus considérable, n'en a qu'une, et encore est-elle beaucoup plus éloignée du cœur que ne le sont les vaisseaux de la tête (1).

De cette disposition des parties, il résulte des inductions essentielles relativement au traitement. Si dans une pléthore, si dans une inflammation de

(1) Page xix, préface de la 4e édit., Mém. sur la Cataracte.

la tête ou du cou par suppression d'hémorroïdes, de règles, etc., vous localisez le traitement avec les médications révulsives et épispastiques telles qu'on les obtient par les cautérisations, les vésications et les applications de sangsues, vous ajoutez nécessairement à la maladie les chances les plus défavorables en augmentant les impulsions qui existaient déja vers le siége de la maladie. L'effet de ces médications intempestives est de donner à tous les symptômes cérébraux une intensité plus grande qu'avant leur application. Je le demande à M. Lisfranc, le plus simple élève, hors d'état d'établir un diagnostic, aura-t-il la faculté de reconnaître ces effets fâcheux d'un traitement mal dirigé? (Voy. les *Observ.* de Mlle Vassal et de la femme de chambre de Mme Tupigny, p. 35 et 37.)

Voilà les motifs qui m'ont déterminé depuis long-temps à ne faire à la tête que des cautérisations d'une petite dimension, et à les accompagner constamment de dérivations fort étendues, plus ou moins éloignées de la région malade, à l'aide des ventouses, des sangsues aux extrémités inférieures, et quelquefois de la saignée de pied. C'est par la même raison que souvent je forme aux jambes, derrière la tête du péroné, de petites plaies, afin d'opposer ces courans, et une action révulsive quotidienne, vers les régions inférieures, au courant qui se dirige vers la tête, et tend à y fomenter les affections cérébrales. Une comparaison, fondée sur un fait qui se passe tous les jours sous nos yeux, est bien propre à exprimer ma pensée sur la mesure délicate avec laquelle on doit appliquer les révulsifs énergiques, les sangsues entre autres, sur la tête et au cou. Lorsque vous avez fait placer quelques sangsues aux cuisses, chaque piqûre présente une inflammation, avec chaleur, douleur, gonflement, rougeur, pesanteur; le groupe des piqûres produit souvent un gonflement général de la région de la cuisse, avec d'autres symptômes dépendant du trouble de la circulation et des fonctions du membre; tels que la sensation de pesanteur de toute l'extrémité inférieure, la difficulté de mouvoir cette partie, et quelquefois la fièvre. Or, vous n'avez agi que sur un membre qui reçoit peu de sang relativement à la tête, sur un membre qui n'est pas d'une importance telle que la vie ne puisse avoir lieu lorsqu'il a été enlevé; mais si vous faites placer les sangsues au cou ou à la tête, aux symptômes locaux d'inflammation des piqûres, vous ajoutez ceux qui dépendent de la structure et des fonctions de l'organe, et cela est d'autant plus grave pour la tête, que 1° la circulation de cette région est, comme nous l'avons dit, beaucoup plus considérable que celle du membre inférieur; 2° qu'elle se trouve dans le voisinage du cœur, et 3° que les fonctions de la tête sont d'une importance générale pour l'individu, etc.

Depuis que dans les affections oculaires j'ai modifié le procédé de Percy, en substituant le cuivre à l'acier, en bornant la cautérisation au derme, au moyen d'un cautère linéaire, depuis surtout que je me sers le plus ordinairement de la pommade ammoniacale, je n'ai plus d'accidens à craindre par suite du traitement, et moins peut-être que l'imprudence des malades ne pourrait en occasioner si je suivais tout autre méthode médicale. Je réserve la cautérisation circulaire, telle que l'employait Scultet et que la conseille Percy, mais avec un cautère de cuivre et non d'acier, pour les affections les plus graves du cerveau, comme la manie, l'épilepsie, certaines asphyxies, etc. Si M. Lisfranc voit la pommade ammoniacale déterminer des accidens, dont il parle pour la première fois et un peu tard, n'est-ce pas l'effet de l'imprudence qu'il a de confier une médication aussi importante aux élèves les moins avancés, et surtout de ne pas se servir de ventouses, qui sont dans ce cas un correctif indispensable? M. Lisfranc n'a probablement pas réfléchi lorsqu'il a jugé convenable de me reprocher la simplicité de ma méthode. Les connaissances les plus profondes ne sont pas de trop, lorsqu'il s'agit de pratiquer la cautérisation de la tête dans les cas si variés d'affections cérébrales et oculaires.

Au reste, les expériences de M. Ribes sur la cécité par des lésions artificielles de la cinquième paire, confirmant celles de Vicq-d'Azir, sont postérieures de plus de dix ans à ma méthode qui, si elle avait pu en être une conséquence prochaine et directe, eût probablement été mise en pratique du vivant de ce dernier savant.

L'application des vésicatoires cantharidés, et du moxa sur le front, est encore plus récente que ma méthode. Ces moyens sont toutefois préférables à l'éternel, si souvent inutile, et douloureux séton. Veuillez réfléchir, messieurs, et vous trouverez d'immenses avantages à remplacer ces insectes par l'ammoniac; appliquez sur le front les préparations si simples de cette dernière substance en frictions légères et instantanées que vous ferez alterner avec des lotions ou douches d'eau froide, et vous aurez des effets supérieurs à ceux que vous procurent les cantharides et le moxa sur le front. Au lieu de déterminer des vésications ou des cautérisations sur cette partie de la face, portez vos actions épispastiques vers le centre de la voûte encéphalique, en variant le siége de ces actions, n'omettez pas l'usage de la ventouse, remède par excellence, qu'on le considère comme curatif ou palliatif, et vous recueillerez des fruits, qui vous étonnent, présentés par moi, mais qui vous donneront l'agréable surprise d'amoindrir ou de dissiper des affections que vous avez regardées jusqu'ici comme incurables.

Je crois avoir amplement réfuté les objections de M. Lisfranc, et démontré que ses assertions contre ma méthode n'ont aucun fondement réel. J'ajouterai une remarque importante, c'est que dans la discussion que la lecture du rapport a provoquée, plusieurs membres de l'académie ont été choqués de l'inconséquence des propositions qu'il renferme; ils ont représenté qu'on n'y trouvait aucune preuve contre une méthode que depuis long-temps j'ai offerte au monde savant, appuyée sur un grand nombre de faits faciles à vérifier. M. le docteur Honoré, médecin de l'hôpital Necker, a dit qu'il m'avait vu l'appliquer sur plusieurs malades de son hôpital avec succès, sans aucun accident, et sans produire aucune douleur tant soit peu difficile à supporter.

C'est un principe assez généralement reconnu en médecine, de considérer la douleur comme un agent thérapeutique. (De deux douleurs formées simultanément dans deux régions différentes, la plus forte obscurcit l'autre. *Hipp.*)

La douleur est l'élément des médications les plus énergiques, de celles qui sont indispensables dans les maladies les plus graves ou les plus invétérées, telles que l'asphyxie, la peste, la fièvre jaune, l'apoplexie, la paralysie, l'hydropisie, les névroses, etc. Le médecin n'hésite pas à employer la douleur, même aux dépens de sa réputation, parce qu'il en espère des résultats que ne peuvent lui procurer les remèdes anodins. Toutefois, on doit circonscrire l'application de la douleur artificielle dans des limites étroites, sous le rapport de la durée, de l'intensité, et d'après la capacité du malade à la supporter ; c'est pour remplir ce genre de médication que j'ai préféré le cuivre rouge à l'acier, que j'ai proposé la pommade ammoniacale pour remplacer le feu, les cantharides et la moutarde, qui causent des douleurs plus prolongées. J'accompagne constamment l'usage du feu et de la pommade ammoniacale de lotions ou douches d'eau froide, pour appaiser la douleur au gré du malade. La sensation du froid dissipant soudainement la douleur, produit un effet aussi agréable que salutaire.

Je dirai enfin que le rapport de M. Lisfranc présente un vice capital, c'est que, loin d'offrir la conclusion unanime de la commission, il n'a point été signé par trois membres considérables qui en faisaient partie, savoir : messieurs Marjolin, Recamier, et Roux ; d'où il résulte que l'académie de médecine a été induite en erreur par un rapport qu'elle pouvait regarder comme l'expression des sentimens de toute la commission.

RAPPORT

SUR

LA PRATIQUE MÉDICO-CHIRURGICALE

ET LE

MOUVEMENT DES DISPENSAIRES DE PARIS

PENDANT L'ANNÉE 1827,

PAR M. LE Dr LISFRANC DE SAINT-MARTIN.

(Page 45). « M. Piron Sampigny cite un nou-
« vel exemple très remarquable.... Mais avec les
« maux de tête qui se renouvelèrent très violens
« parurent *deux cataractes;* la gauche était plus
« prononcée que celle de l'œil droit.... Sous l'in-
« fluence du régime, de boissons émollientes,
« d'une saignée au bras, des applications de la
« pommade ammoniacale de notre savant collègue
« Gondret, sur les tempes, au dessus des sour-
« cils et derrière les oreilles, la santé de la malade
« a été parfaitement rétablie. Toutefois la cata-
« racte de l'œil gauche a persisté. »

(Page 47.) « L'action de la pommade ammo-
« niacale du docteur Gondret sur ce nerf, obtient
« la guérison de beaucoup de gouttes sereines ré-
« putées incurables; »

Le Journal général des hôpitaux civils et militaires du 24 septembre 1828, cite trois exemples de gouttes sereines « guéries à la Pitié par la pom-« made ammoniacale de Gondret.

En note il est écrit : « Il résulterait de relevés « faits à la Pitié que sur quinze amauroses, M. Lis-« franc en a guéri douze à l'aide du traitement « par la pommade de Gondret. »

INSTITUT DE FRANCE.

ACADÉMIE ROYALE DES SCIENCES.

PARIS, LE 181

Le secrétaire perpétuel de l'Académie certifie que ce qui suit est extrait du procès verbal de la séance du lundi 23 décembre 1817.

RAPPORT

SUR UN MÉMOIRE AYANT POUR TITRE :

CONSIDÉRATIONS

SUR

L'EMPLOI DU FEU EN MÉDECINE.

L'académie nous a chargés, MM. Portal, Thénard et moi, de lui faire un rapport sur le mémoire lu à sa séance du 2 juin dernier, par M. Gondret, docteur en médecine de la faculté de Paris, et ayant pour titre : *Considérations sur l'emploi du feu en médecine*, etc.

Quand il s'agit d'examiner une question qui repose sur des faits, on ne doit pas s'en rapporter à ceux que l'auteur a avancés ; il faut les vérifier par d'autres faits et ne prononcer qu'après avoir acquis une conviction qui ne se commande pas, et à l'égard de laquelle on ne risque jamais rien, en médecine surtout, de se montrer difficile.

Ce principe, si nous avions pu l'oublier, M. Gondret nous l'eût rappelé, quoiqu'il dût retarder de plusieurs mois le compte que nous avions à rendre de son travail. Il a été le premier à provoquer de notre part des expériences rigoureuses, certain que le résultat en serait conforme à ceux dont il a fait la base de son mémoire.

Cet écrit présente deux objets : le premier est la défense et la propagation de l'adustion en général, et de celle du sommet de la tête en particulier; le second est la proposition d'un topique propre à opérer, ou plutôt à imiter tous les effets et les degrés de la cautérisation, depuis la rubéfaction jusqu'à la brûlure réelle.

M. Gondret a dit en faveur de l'application du feu comme moyen curatif, ce qu'on ne saurait trop répéter, et ce qu'on a si souvent répété, sans avoir pu encore rendre usuel ce remède vraiment héroïque. Il lui a été redevable des succès les plus inespérés, et chaque jour il en obtient qu'il eût vainement attendus de l'emploi des moyens ordinaires. Un de nous, mettant de côté sa propension personnelle pour cette médecine efficace, et jusqu'au souvenir de l'ouvrage qu'il a publié sur cette matière, a assisté, armé du doute et presque de l'incrédulité, aux opérations de ce médecin aussi éclairé que courageux; et il a vu et il a été forcé de voir, qu'en effet c'était le feu et rien que le feu qui avait détruit ou dissipé, en très grande partie, ces gouttes sereines, cette épilepsie avec idiotisme, et ces diverses affections chroniques et rebelles, qui, combattues avec énergie par notre jeune praticien, ont enfin cédé à la puissance de son art.

Votre commissaire, bien sûr, malgré la terreur de Pouteau, malgré la proscription de de Haën, malgré les préventions et les plaintes de la plupart des médecins de notre temps, que l'ustion métallique du sommet de la tête, telle qu'il l'a recommandée et enseignée, était exempte de danger, a voulu en ajouter de nouvelles preuves à celles qu'il avait déja puisées dans sa propre pratique, et M. Gondret ne l'en a pas laissé manquer. Il l'a vu en cinq occasions majeures, où les médecins, lassés de la pertinacité de la maladie, s'étaient pour toujours éloignés des malades, appliquer au haut de la tête de ceux-ci le cautère sincipital chauffé jusqu'au blanc, brûler du même coup les tégumens et une lame de l'os, et obtenir, soit par l'impression locale du feu, soit par les irradiations ignées qui se font sentir jusque dans les régions et sur les organes éloignés, les changemens les plus étonnans et les plus salutaires. Mais il faut connaître, comme M. Gondret, et l'instrument et la manière d'en faire usage. Avec les cautères ordinaires on manque le but, et le moxa, trop lent dans son action, transmet quelquefois au cerveau un excès de chaleur dont il peut être gravement offensé. Ceux qui ont voulu cautériser les os du crâne préalablement mis à nu par l'incision, ont presque tous eu à se repentir de n'avoir pas suivi les règles tracées dans la pyrotechnie chirurgicale. C'est d'après la lecture attentive de ce livre, tout imparfait qu'il est, que MM. Valentin et Gondret ont su à quoi s'en tenir sur les malheurs imputés à l'usage du feu qui en était innocent, par certains médecins dont l'ignorance et la maladresse avaient fait tout le mal.

Voilà quel est le premier objet de la dissertation de M. Gondret, et dans cette moitié de son travail, s'il n'a pas, comme il en convient lui-même, le mérite de l'invention, il a celui d'avoir usé sagement, heureusement et hardiment, d'une ressource encore réputée extrême, périlleuse, et peu digne de confiance, quoique nulle autre, dans l'art de guérir, ne compte en sa faveur un aussi grand nombre de cures prodigieuses et bien avérées.

Dans la partie que nous allons examiner M. Gondret a quelques droits de propriété qu'on ne peut méconnaître. Séduit par les bienfaits de la cautérisation, et en même temps trop instruit et trop réservé pour prodiguer celle qu'on nomme actuelle, qui n'est guère plus du goût des malades que de celui de la généralité des médecins, et dont il savait d'ailleurs qu'on n'est pas toujours maître de régler et de mesurer l'intensité, il s'est occupé de la recherche d'un médicament qui pût, sans un appareil effrayant, sans aucun risque et sans presque de douleurs, imiter, autant que possible, l'action graduée et successive du calorique, plus ou moins développé sur une partie vivante. Ce médicament devait être d'abord irritant, puis rubéfiant, ensuite vésicant, et enfin escarrotique, selon la durée de son séjour dans la partie, et d'après les indications qu'on aurait à remplir.

Cette quadruple faculté s'est rencontrée dans un topique simple, facile à préparer et à manier, et déja partiellement connu et usité, mais pour un usage différent. C'est une pommade composée de graisse de mouton et d'ammoniaque, qu'on mêle ensemble à doses égales (1). On fait fondre le suif au bain-marie, dans un flacon à large ouver-

---

(1) Voyez la formule insérée dans le codex, observations sur le codex, p. 11.

ture, sans le chauffer beaucoup, et on verse peu à peu l'ammoniaque en agitant chaque fois le vase, jusqu'à parfait refroidissement. Il résulte de cette préparation une espèce de savon très-blanc, d'une bonne consistance, et s'étendant avec facilité. M. Gondret remplace quelquefois la graisse de mouton avec du beurre de cacao, et emploie six gros de celui-ci pour une once de l'autre (1).

Veut-on échauffer la peau, y produire de l'excitation, afin de rétablir la perspiration, de résoudre quelque engorgement sous-cutané, ou dans toute autre vue? on fait passagèrement de légères frictions avec cette pommade, qui souvent, outre l'action qu'elle exerce sur la peau, va de proche en proche réveiller des viscères engourdis et ranimer la vie dans des glandes, qui semblaient n'y plus participer.

Se propose-t-on de produire une rubéfaction à l'instar de celle des sinapismes, et des épispastiques adoucis, pour ébranler une douleur fixe, coërcer un exanthème fugitif, faire cesser un désordre nerveux? on applique en lieu opportun, pendant six ou huit minutes, de cette pommade étendue sur un linge, d'une ou deux lignes d'épaisseur.

A-t-on besoin pour un motif quelconque de

(1) Voyez la formule ci-après, page 34.

l'effet vésicatoire? il suffit de laisser en place le topique un quart d'heure ou au plus une demi-heure, et alors le médecin, avant de sortir de chez le malade, peut voir le résultat du remède qu'il a fait appliquer en y entrant; avantage que l'eau ou l'huile bouillante pourrait lui procurer encore plus vite, nous dira-t-on, mais trop brusquement, trop douloureusement et trop irrégulièrement pour qu'on leur doive la préférence.

Enfin, faut-il, sans effaroucher la timidité des malades, ni froisser l'opinion des médecins anti-cautérisateurs, imiter l'action cautérisante du feu qui, dans un si grand nombre de névralgies, est le remède par excellence? on y réussira en prolongeant un peu plus l'application, et on verra quelle escarre elle est en état de produire.

Ces divers effets sont constans et bien constatés, et leur réalité montre combien un moyen si simple doit être utile dans l'exercice de l'art de guérir.

Il importe de faire observer que l'absorption n'est d'aucun danger dans l'usage de ce médicament externe, tandis que dans celui des vésicatoires elle est quelquefois si orageuse à raison des cantharides, qui entrent presque toujours dans leur composition, et qui, portant leur action tantôt sur l'appareil urinaire, tantôt sur d'autres organes également irritables, déjà enflammés, causent les accidens les plus formidables, et même la mort.

Quelle différence d'ailleurs entre la promptitude de l'effet de la pommade ammoniacale et la lenteur de celui des vésicatoires ordinaires? Souvent, comme dans l'invasion du croup, dans une attaque d'apoplexie, au début d'une péritonite, etc., il y va de la vie du malade que le vésicatoire opère presque aussitôt qu'il est prescrit et appliqué; et quel est celui qui en quinze minutes aura fait tout ce qu'on attendait de lui, comme en est capable la pommade? Le liniment volatil de nos pharmacopées, et, à plus forte raison, celui de Pringle, qui y avait doublé la dose de l'ammoniaque, approche un peu de la pommade de M. Gondret. Cependant on ne peut lui comparer ni l'un ni l'autre pour la sûreté et l'étendue de l'action.

Le baume opodeldoch, tel qu'on le prépare en Allemagne, en approche davantage et pour la causticité et pour la propriété vésicante. Mais il est liquide; on y fait entrer beaucoup d'ammoniaque tiré du muriate d'ammoniaque moyennant le sous-carbonate de potasse; et, en le distillant avec l'alcool le plus pur, on en fait ce que les étrangers appellent liqueur vineuse d'ammoniaque. Le phosphore extemporanément délayé ou dissous dans un corps gras pourrait aussi entrer en parallèle. Mais à quoi bon ces comparaisons?

qu'importe encore que la pommade dont il s'agit soit ou ne soit pas un savon ammoniacal, si elle est douée de qualités que personne n'ait encore fait connaître, et qu'elle procure à la médecine un moyen de guérir de plus, et aux malades un secours aussi prompt qu'efficace ?

Vos commissaires estiment que M. le docteur Gondret, dont ils se plaisent à louer le désintéressement, la modestie et la loyauté, a bien mérité de sa profession, de l'humanité et de l'Académie, en communiquant ses utiles et judicieuses réflexions sur l'emploi du feu en médecine, et en appelant l'attention des gens de l'art sur un agent curatif qui, sans leur manquer précisément, ne leur était ni assez connu, ni assez familier, et dont ils pourront, comme lui, retirer chaque jour de très grands avantages.

Signés, PORTAL, THÉNARD,
PERCY, rapporteur.

L'Académie approuve le rapport et en adopte les conclusions.

Certifié conforme à l'original,

Le secrétaire perpétuel, conseiller d'état, chevalier de l'ordre royal de la Légion-d'Honneur,

G. CUVIER.

Voici les deux formules dont je me sers le plus ordinairement :

Pommade ammoniacale.

℞ d'axonge de porc. . . . . ʒ vij
de suif de chandelle . . . . ʒ j

Faites fondre le suif à part, présentez l'axonge au feu, n'attendez pas que ce corps soit liquide, dès qu'il est devenu coulant, mêlez avec le suif liquéfié dans un flacon à large ouverture, et bouchant à l'émeril, ajoutez

d'ammoniaque liquide à 25°. . . . ℥ j

Mêlez, fermez et agitez.

Collyre ammoniacal.

Il se fait comme la pommade, en substituant un gros d'huile d'amandes douces ou d'olives au gros de suif de chandelle. L'hiver, lorsque la température est au dessous de zéro, cette formule peut être exclusivement employée, étant propre à remplir toutes les indications médicales qui se rattachent à l'usage topique de l'ammoniaque.

Obligé de parler de ma méthode, je ne laisserai pas échapper l'occasion de donner de nouvelles observations qui me paraissent bien propres à l'appuyer, et qui sont faciles à vérifier. J'invite le lecteur à faire attention aux exemples de cataracte. Je suis de plus en plus convaincu de la possibilité de triompher de cette maladie, sans avoir recours à l'opération, pourvu qu'on n'attende pas trop tard.

PREMIÈRE OBSERVATION.

Juin 1825. — Mademoiselle Vassal, de Dieppe, âgée de dix-huit ans, avait eu des ophthalmies dans son enfance; il lui restait une vue faible, et des taies sur l'œil gauche.

Vers la fin de 1824, elle éprouva une diminution notable du flux menstruel, et simultanément les symptômes d'une pléthore à la tête, et d'une ophthalmie double très aiguë qui affectait principalement l'œil gauche; douleur et pesanteur à la tête et aux yeux; impossibilité de supporter la lumière : lorsqu'on mettait l'œil gauche à découvert, la vision était nulle, la conjonctive rouge, boursouflée, et la cornée transparente complètement couverte d'une taie fort épaisse. L'œil droit ne pouvait s'ouvrir; il ne présentait point de taie; la face était très rouge, et les paupières très tuméfiées.

La cautérisation sincipitale aurait probablement suffi pour améliorer cet état, si la maladie n'avait été l'effet de la déviation des règles; mais dans cette occurrence, un tel moyen employé sans le concours d'aucun autre, pouvait s'opposer au retour convenable du sang, et favoriser même l'ascension de ce fluide vers la tête.

Tout en pratiquant cette cautérisation par la pommade ammoniacale, j'ordonnai des ventouses sèches, qui devaient être appliquées aux cuisses matin et soir, chaque jour, pendant une heure, jusqu'à l'apparition et la cessation de l'hémorragie utérine. Pour obtenir un effet plus fortement dérivatif encore, je prescrivis, dans l'espace de six mois, deux ou trois applications de six sangsues à la partie supérieure et interne des cuisses; en même temps, j'avais soin d'entretenir la liberté du ventre, ou par des lavemens, ou par de légers laxatifs, et l'emploi de ces moyens, associé à la cautérisation sincipitale, dissipa non seulement la pléthore de la tête, mais aussi l'inflammation des yeux, et jusqu'à la plus grande partie des taies qui existaient depuis l'enfance.

Dès la première huitaine, la vision était parfaitement rétablie dans l'œil droit; l'œil gauche ne la recouvra qu'au bout de deux ou trois mois. La plaie sincipitale fut entretenue pendant plus de six mois, et c'est probablement à la longue durée de cette plaie que je dois la disparition presque complète des anciennes taies de l'œil gauche.

DEUXIÈME OBSERVATION.

N... femme de chambre de madame Tupigny de Molîgneaux, est d'une constitution lymphatico-sanguine. Étant au septième jour de ses couches, elle éprouve un violent mal de tête, avec pesanteur, chaleur, vision double et fièvre : ces symptômes coïncident avec une diminution dans le cours des lochies. En mon absence, on appelle un médecin qui ordonne l'application des sangsues derrière les oreilles : les symptômes s'aggravent, et les lochies sont complètement supprimées.

Le lendemain, je trouvai la malade dans l'état suivant :

Douleurs de tête que la malade comparait à l'effet de coups de hache, pesanteur telle de cette partie, qu'il lui semblait impossible de la mouvoir : chaleur brûlante, vision trouble, pouls très fort et fréquent, langue rouge et sèche, soif ardente.

Une ventouse légèrement scarifiée, qui fut posée à la nuque pendant un quart d'heure, diminua soudainement les symptômes locaux et généraux. En même temps, je fis appliquer aux cuisses de larges ventouses sèches, avec injonction formelle de les y laisser jusqu'à ce qu'il y eût un changement notable dans l'état de la malade. Limonade légère et tiède pour boisson. Dès le commencement de la deuxième heure de l'application des ventouses, la malade sentit décroître les symptômes; à la fin de cette période de temps, ils avaient totalement disparu, et les ventouses lui étaient devenues presque aussi insupportables que les phénomènes dont la tête avait été le siége. Mais les lochies étaient revenues, et leur cours s'étant soutenu, sa santé se rétablit parfaitement.

TROISIÈME OBSERVATION.

M. Edmond de D...., âgé de neuf ans et demi, d'une constitution lymphatique et nerveuse, avait depuis plus de six mois une inflammation de la conjonctive de l'œil droit. Cette maladie variait perpétuellement, sans guérir.

Je fis une cautérisation légère à la suture temporo-pariétale, au moyen de la pommade ammoniacale. J'appliquai de temps à autre des ventouses légèrement scarifiées. J'ordonnai l'application de ventouses sèches aux cuisses, et l'usage d'un laxatif.

Ce traitement améliora graduellement l'œil malade dans l'espace d'un mois; bientôt la plaie n'étant pas suffisamment entretenue, à cause de la difficulté qu'opposait le jeune malade à l'emploi de la pommade, qui se faisait par la femme de chambre, l'inflammation recommença de nouveau. Je soignai moi-même la plaie pendant quelque temps, l'inflammation disparut presque entièrement. Le jeune malade pouvait supporter le jour, la lumière artificielle, alors beaucoup plus facilement qu'avant le traitement. Je permis un peu de travail, en quoi je pense avoir eu tort, les livres d'éducation étant imprimés avec des caractères trop fins pour que des yeux faibles n'en soient pas blessés.

Il y avait près de deux mois que M. Edmond allait bien, je ne le voyais que de temps en temps. Les chaleurs vives du printemps produisirent chez cet enfant une éruption anomale au cou et à la face. La plaie était cicatrisée; je m'aperçus que la pommade ammoniacale n'était plus appliquée que sur les cheveux. Je voulus mettre une ventouse au cou. M. Edmond fit une telle résistance, que je doute qu'elle ait pu le soulager. Le jeune malade s'opposa définitivement à ce genre de traitement, malgré le soin que je prenais de dissiper la douleur avec des lotions d'eau froide; on l'a remplacé par un vésicatoire cantharidé à la nuque; à présent, les deux yeux sont affectés. Il serait peut-être convenable de renoncer temporairement aux actions révulsives placées à la tête ou au cou, de se borner à de petites plaies derrière la tête du péroné, de placer des ventouses de temps à autre, et de faire monter à cheval deux à trois heures par jour.

QUATRIÈME OBSERVATION.

M. Guilbert, professeur de la Faculté de médecine de Paris avait eu, il y a onze ans, une inflammation de l'œil droit, très violente, et dont il lui était resté plusieurs petites taies sur la cornée transparente. Cette maladie s'était renouvelée, il y a quinze mois, et, malgré beaucoup de remèdes et de soins, l'œil en était resté plus affaibli, très sensible à la lumière. Bien que depuis cette époque le malade eût conservé un séton à la nuque, il se développa une nouvelle inflammation l'hiver dernier, sur l'œil qui avait déja été deux fois malade; après plusieurs saignées et remèdes infructueusement appliqués, je fus appelé par le malade.

L'œil droit s'ouvrait très difficilement; il était rempli de larmes, la conjonctive était rouge, sans chemosis, la cornée présentait plusieurs taies. Je fis avec la pommade ammoniacale une petite cautérisation un demi pouce au dessus de l'apophyse mastoïde; je mis de larges ventouses scarifiées au cou et aux épaules; je conseillai l'application quotidienne de ventouses sèches au bassin, aux cuisses et l'usage des laxatifs. Moyennant ce traitement, fait avec beaucoup d'exactitude, la situation de l'œil malade s'amenda graduellement et sans interruption. — Je soutins cette amélioration par la formation de petites plaies derrière la tête du péroné, médication qui me paraissait d'autant plus importante que la tête et l'œil étaient affectés depuis long-temps et que le malade est fort sujet à des douleurs rhumatismales.

L'œil s'est rétabli successivement dans l'état normal, sauf une très petite taie qui a persisté. La vision s'est fortifiée dans cet organe qui supporte beaucoup mieux le jour qu'avant la dernière maladie.

CINQUIÈME OBSERVATION.

Mademoiselle N... habitant l'institution de mademoiselle Barre à Puteaux, m'est présentée le 30 mars 1830. Cette enfant est âgée de neuf ans et demi; elle ne voit les corps que d'une manière confuse et ne peut se conduire.

Les deux cornées sont couvertes d'une sorte de voile blanchâtre qui s'est formé pendant une inflammation des conjonctives. Les pupilles paraissent jouir de leur mobilité. Je forme une petite cautérisation avec la pommade ammoniacale à un demi pouce en arrière de chaque oreille, et à la hauteur du bord supérieur de la conque. En raison de la sensibilité propre à cet âge, je fais évanouir promptement et par des douches d'eau froide la douleur qu'occasione la pommade. L'enfant a supporté le traitement sans se plaindre; je l'avais prévenue que la douleur était un moyen de guérison, et que je la suspendrais à sa volonté. De temps en temps je pose à la nuque une ventouse scarifiée qui dissipe de légers symptômes cérébraux; je purge assez souvent la petite malade, soit avec un verre d'eau de Seltz, soit avec une demi once d'huile de Palma-Christi. L'albugo général des cornées n'a pas tardé à diminuer. Le 25 mai, il était entièrement dissipé et la vue parfaitement rétablie.

SIXIÈME OBSERVATION.

M. Biolet, âgé de douze ans, d'un tempérament lymphatique est depuis long-temps affecté d'ophtalmie. Les conjonctives sont rouges, principalement à l'œil droit. Les yeux supportent difficilement le jour; le droit est constamment couvert; dans cet organe, la vision est trouble : plusieurs taies se remarquent sur la cornée. La tête est brûlante.

10 février 1830. Je formai une petite plaie sur la suture temporo-pariétale par la pom-

made ammoniacale. A chaque application de ce topique j'avais soin de calmer ou d'amoindrir la douleur qu'il cause, par des lotions ou par des douches d'eau froide. Je fis poser de temps à autre, quelques sangsues aux cuisses; et chaque jour des ventouses sèches, soit aux cuisses soit aux parties qui environnent le bassin. L'inflammation a diminué lentement et s'est dissipée complètement. La vision est parfaitement rétablie.

20 mai. La plaie a été supprimée vers le commencement de ce mois; il ne reste qu'une très légère trace de taie sur un point de la cornée, ce qui ne gène point la vision.

SEPTIÈME OBSERVATION.

A l'hôpital Necker, n. 25, est un jeune homme âgé de vingt-cinq ans, ouvrier chapelier, d'un tempérament éminemment lymphatique, ayant au cou une glande indolente du diamètre de deux à trois pouces. Il est sujet à l'ophtalmie; et en est attaqué cette fois depuis plusieurs mois. Ne pouvant supporter le jour, il se trouve dans l'impossibilité de travailler; la vision est confuse, surtout à droite. Les paupières sont gonflées, violettes, principalement au bord, les conjonctives fortement injectées, les cils sont atrophiés, les pupilles sont assez dilatées et peu mobiles. La face est parsemée de taches rouges violacées; il y a douleur, chaleur et pesanteur de tête.

Cautérisation au sinciput par la pommade ammoniacale alternativement, ventouses scarifiées, collyre ammoniacal et collyre de belladone et de guimauve, sirop dépuratif. Au bout de quelques jours les symptômes diminuent d'intensité, puis ils reprennent une nouvelle force; un mois après, l'affection était stationnaire. Alors je forme de légères cautérisations au dessus de l'apophyse mastoïde et à chaque jambe derrière la tête du péroné. Je fais pratiquer une saignée du pied; l'amélioration devient plus sensible et persiste jusqu'au rétablissement complet. A la fin du deuxième mois, j'ai supprimé les plaies de la région temporale, en conseillant d'entretenir celles des jambes.

Les yeux et leur fonctions sont dans l'état le plus parfait. Il ne reste aucune trace de la maladie.

HUITIÈME OBSERVATION.

Hôpital Necker, salle saint Louis, n. 26, 9 décembre 1829. Joséphine Gratien, âgée de seize ans et demi, d'une constitution scrophuleuse, n'est point encore réglée. Toute sa vie elle a eu la vue faible et les yeux rouges. Elle est sujette, depuis huit mois, à des douleurs de tête accompagnées de pesanteur, de somnolence et de coma. Les yeux sont très humides, les cils sont couverts de croutes jaunes épaisses; le liquide qui enduit les conjonctives est d'un blanc jaunâtre. Lorsque les yeux ont été lavés on remarque à droite des taies larges, épaisses, ulcérées; à gauche on en voit qui sont moins larges, nombreuses, également ulcérées. La vision est presque nulle dans l'œil droit, et confuse dans le gauche. La malade vient de passer six semaines à la Charité; un séton à la nuque, des sangsues au cou et aux yeux, n'ayant point amélioré son état, elle a été renvoyée de cet hôpital. Cautérisation sincipitale par la pommade ammoniacale, ventouse scarifiée, suppression du séton, ventouses sèches, chaque jour, aux cuisses; application de dix à douze sangsues à ces parties, huile de palma christi. Les symptômes cérébraux se sont dissipés promptement et l'état des yeux n'a pas tardé à s'améliorer.

4 juin 1830. Les ulcérations sont guéries, il ne reste plus à droite qu'une taie assez large dont la diminution s'est ralentie depuis un mois que la malade a quitté l'hôpital, et que le traitement a cessé. L'œil gauche ne présente plus qu'une petite taie vers le bas de la cornée.

Les cils sont encore légèrement chargés d'une sorte de poussière jaunâtre.

La vision est rétablie dans les deux yeux, mais moins parfaitement dans le droit que dans le gauche. La malade peut coudre. Les règles ont paru pour la première fois le 4 mai. Les ventouses sèches vont être réappliquées chaque jour.

NEUVIÈME OBSERVATION.

Charles Dulci, âgé de 10 ans, a presque toujours les yeux phlogosés et la vue faible. Il est d'une constitution scrophuleuse; quelques glandes cervicales sont tuméfiées et indolentes depuis trois ans. Les conjonctives sont injectées, rouges; les cornées couvertes d'une couche blanche opaque qui voile en partie la chambre antérieure; le malade ne peut supporter le jour; les yeux sont constamment remplis de larmes.

1er avril 1830. Légères cautérisations un demi-pouce au dessus de la bosse mastoïdienne. Ventouse scarifiée au cou; une sangsue à chaque malléole.

3 juin. L'albugo est presque entièrement dissipé; l'enfant supporte bien le jour et la lumière artificielle, il lit facilement.

DIXIÈME OBSERVATION.

M. Provost, âgé de 39 ans, d'une bonne constitution, est employé depuis plusieurs années à la Poste dans un bureau très mal éclairé. Le jour et la nuit il est obligé de se servir de lumière artificielle. Il a commencé il y a trois ans à sentir sa vue s'affaiblir. Depuis six mois il éprouve de la douleur dans les yeux, la sensation d'un brouillard et un larmoiement abondant. Il y a des momens où sa vue est si fatiguée, qu'il ne peut ni lire ni écrire. Depuis plusieurs années il est obligé de se servir de lunettes pour travailler. Pupilles larges, médiocrement mobiles.

La chambre antérieure offre un brouillard blanchâtre, peu dense, et superficiel.

19 mai 1830. Cautérisation sincipitale; ventouse scarifiée; collyre ammoniacal; laxatifs : régime adoucissant.

2 juin. La vue s'est améliorée graduellement : le plus souvent le malade voit les objets distinctement; il peut lire et écrire sans lunettes, ce qui lui était impossible depuis long-temps. Ses yeux se fatiguent facilement. Je lui défends d'exercer ses yeux de cette manière plus de quelques minutes. Ses pupilles ont repris leur mouvement normal. Le brouillard de la chambre antérieure s'est dissipé.

ONZIÈME OBSERVATION.

Madame Sirey, née Du Saillant, se présenta chez moi le 15 décembre 1829, accompagnée de M. le docteur Léon Auvity, son gendre. Cette dame est d'une bonne constitution, que les atteintes du temps critique ont fortement ébranlée. Plusieurs fois elle a été affectée de congestion cérébrale avec des symptômes de paralysie; elle éprouve depuis plusieurs années une douleur dans l'hypochondre gauche.

Il y avait quelques mois que cette dame sentait sa vue décroître rapidement dans l'œil droit, le seul dont elle eût la jouissance. Elle consulta plusieurs personnes, et plus particulièrement M. le docteur Roux, qui lui prescrivit un vésicatoire au cou. La vue diminuant malgré cette médication, M. Roux, d'après cet état, qui indiquait évidemment le développement d'une cataracte, lui conseilla de ne rien faire jusqu'à ce que la vue fût détruite. M. le docteur Pravaz et M. le docteur Léon Auvity furent d'avis que cette dame me consultât.

Yeux saillans, probablement dans un commencement d'hypertrophie; cornées légèrement ternes; myopie. Œil droit : pupille moyennemen dilatée, mobile, brouillard blanchâtre, peu dense, paraîssant fixé sur le crystallin; vision plus altérée que ne comporte l'opacité de la lentille; filamens, étincelles. Œil gauche : il s'éloigne beaucoup de la direction naturelle quand l'œil droit s'ouvre; perception de corps lumineux. La malade a de la peine à lire, à écrire et à coudre; un brouillard épais, qui lui semble augmenter chaque jour, lui cache les objets; la lecture produit des nausées.

Depuis que la vue est si fort altérée dans l'œil droit, elle paraît s'être un peu fortifiée dans le gauche.

Je déclare à MM. Auvity et Pravaz que je considére la maladie de madame Sirey comme une goutte sereine accompagnée d'un commencement de cataracte.

J'établis le traitement sincipital avec ses adjuvans, tels que ventouses scarifiées, lorsqu'il se présente quelque symptôme de congestion cérébrale; frictions de pommade ammoniacale sur l'hypochondre gauche; collyre ammoniacal; douches d'eau froide sur le front et sur les yeux; sucs de laitue et de cerfeuil. De ces différens moyens administrés ou simultanément ou successivement il est résulté les effets suivans :

Diminution sensible du volume des yeux; le brouillard de l'œil droit s'est transformé en une sorte de vapeur noirâtre très-peu dense; la vision est devenue très bonne pour la lecture, l'écriture et le travail d'aiguille; l'exercice de cette fonction n'est plus accompagné de nausées.

Œil gauche : le strabisme a sensiblement diminué; la vision s'est fortifiée au point que madame Sirey peut lire les caractères moyens d'impression, ce qu'elle n'avait jamais pu faire.

La myopie a été modifiée de manière que madame Sirey peut lire en plaçant le livre environ deux pouces plus loin qu'elle ne faisait avant sa maladie.

La santé de madame Sirey s'est généralement améliorée. Les symptômes de congestion cérébrale reparaissent rarement; la douleur de l'hypochondre gauche est presque entièrement dissipée.

DOUZIÈME OBSERVATION.

Madame la comtesse de Lort, septuagénaire, m'est adressée par M. le docteur Ant. Auvity. Elle a les yeux très malades depuis plusieurs années. Elle ne peut ni lire ni écrire qu'avec beaucoup de peine. A des cataractes très prononcées se joint une éruption dartreuse sur les paupières. La présence de cette dernière maladie pouvant être un obstacle au succès de l'opération, je n'ai consenti à traiter cette dame que dans l'espérance de soutenir sa vue et d'augmenter l'utilité de l'opération, si ce but ne pouvait être atteint en dissipant les dartres palpébrales.

11 avril 1830. Cautérisation par le cautère de cuivre linéaire, ventouse scarifiée, laxatifs, collyres.

1er mai. Les dartres ont disparu.

L'opacité des cataractes a notablement diminué, la malade lit et écrit facilement.

Juin. Les yeux vont de mieux en mieux.

TREIZIÈME OBSERVATION.

M. l'abbé Hubert, âgé de soixante-huit ans, remarque depuis trois ans qu'il voit les objets comme à travers un léger brouillard.

15 décembre 1829. Depuis un mois un brouillard épais affecte l'œil gauche au point que pour lire ou écrire, monsieur l'abbé est obligé de fermer cet organe; le brouillard perçu par l'œil droit est augmenté. On voit dans les deux yeux, qui sont d'ailleurs sains, de l'opacité jointe à une couleur grise, homogène. Ces phénomènes sont moins prononcés dans l'œil droit que dans le gauche.

Cautérisation sincipitale par la pommade ammoniacale, application de ventouses scarifiées; laxatifs; diurétiques. La vue s'est promptement améliorée dans les deux yeux; l'opacité du cristallin a sensiblement diminué. Le malade lit facilement des deux yeux; le brouillard dont il se plaignait s'est presqu'entièrement dissipé.

Juin 1830. Monsieur l'abbé m'écrit ces jours-ci de Caen, où il passe la belle saison, qu'il lit avec beaucoup de facilité.

QUATORZIÈME OBSERVATION.

Madame la comtesse de la Frenaye, âgée de

soixante-quatre ans, est sujette à des douleurs de tête, à des étourdissemens qui paraissent dépendre d'une congestion cérébrale sanguine.

L'œil gauche offre une cataracte qui s'est complètement développée depuis un an. La vision, très confuse, ne fait reconnaître que les corps volumineux. L'œil droit présente un brouillard grisâtre qui paraît fixé sur le cristallin. La vision est légèrement confuse.

7 septembre 1829. Cautérisation sincipitale par la pommade ammoniacale. Ventouse scarifiée, laxatifs, dix sangsues sont placées aux cuisses pour combattre la congestion cérébrale.

Juin 1830. Le brouillard de l'œil droit paraît entièrement dissipé, la vision est redevenue bonne dans cet organe, et la santé de la malade s'est beaucoup améliorée.

QUINZIÈME OBSERVATION.

M. Perrin, âgé de cinquante-un ans, ex-employé, m'est adressé par les médecins du troisième dispensaire de la Société philantropique, le 26 janvier 1830.

Ce malade ne peut ni lire ni écrire depuis plusieurs mois, il a de la peine à se diriger dans les rues pendant le jour; le soir cela lui est tout-à-fait impossible. Œil droit; pupille étroite, peu mobile, cataracte complète, vision nulle; œil gauche; pupille étroite et peu mobile.

Chambre antérieure, très obscure, brouillard grisâtre avec un point blanchâtre au centre.

La cautérisation sincipitale accompagnée de ventouses scarifiées, de collyres, de laxatifs et de pédiluves a graduellement amélioré l'état de l'œil gauche.

15 juin. Depuis plus de deux mois le malade peut se diriger facilement le jour et la nuit. Il commence à lire aisément, sa vue s'est alongée.

SEIZIÈME OBSERVATION.

M. Leblanc, âgé de quarante-un ans, ancien capitaine d'infanterie, employé à Cayenne en qualité de commis de l'administration de la marine, contracta en 1827, de violens maux de tête pendant que ses occupations l'obligeaient à supporter le soleil du tropique. La vue ne tarda pas à s'affaiblir, le travail de bureau lui devint de plus en plus difficile, et au mois de mai 1829 M. Leblanc ne pouvait plus ni lire ni écrire.

Le 24 octobre 1829, ce malade entre à l'hôpital Necker. Ils ne voyait qu'autant qu'il fallait pour se diriger dans les endroits convenablement éclairés. Plusieurs fois il a manqué de tomber dans les escaliers tant il avait de peine à distinguer les marches.

Dans l'espace de deux mois le traitement sincipital a dissipé les maux de tête et la cécité. M. Leblanc lit et écrit avec la plus grande facilité, sans éprouver de fatigue. Il a travaillé pendant quelque temps au bureau de l'hôpital Necker.

DIX-SEPTIÈME OBSERVATION.

Marie-Zoé Prudhomme, couturière, âgée de dix-neuf ans et demie, d'un tempérament strumeux, fut réglée à l'âge de quinze ans.

Un certificat délivré par M. Dupuytren, en date du 27 octobre 1828, constate 1° que Zoé Prudhomme est entrée à l'Hôtel-Dieu le 25 août 1828, pour y être traitée d'amaurose et de paraplégie commençante; 2° que cette dernière maladie a été guérie, mais que l'amaurose a résisté à un grand nombre de remèdes.

La malade entra le 25 décembre 1829 à l'hôpital de la Pitié. On lui fit huit saignées au bras. On lui appliqua sur la tête la pommade ammoniacale. Elle sortit le 20 avril 1829 dans le même état de cécité qu'avant son entrée dans cet hôpital.

(10 mai 1830.) (Voici l'état de cette malade.) Souvent elle éprouve de la pesanteur, de la chaleur à la tête, des étourdissemens; les règles viennent à leur époque, mais en petite quantité.

Oeil droit; pupille étroite, peu mobile, chambre antérieure lucide ; œil gauche, pupile dilatée, un peu mobile, chambre antérieure dans l'état naturel.

La vision est bornée dans les deux yeux à la perception confuse des corps volumineux. La malade ne peut ni s'occuper, ni se diriger.

10 mai 1830. Je prescris l'application des ventouses sèches aux cuisses, tous les jours, et l'usage d'un laxatif, chaque semaine.

Cautérisation sincipitale par la pommade ammoniacale, ventouse scarifiée, collyre ammoniacal.

11. La tête est beaucoup plus légère, et la vue moins mauvaise.

L'amélioration de la vision est progressive. Le 31, la tête est beaucoup plus libre qu'elle ne l'était.

15 juin. La malade voit assez pour se conduire sans difficulté; elle distingue l'heure à une pendule.

DIX-HUITIÈME OBSERVATION.

Jeannette Jacquinet, âgée de 38 ans, couturière, d'une constitution très bonne en apparence.

Il y a quatre ans, sa vue se trouva tellement faible à son réveil, qu'il lui fut impossible de travailler à la couture.

Elle fut soignée pendant plus de trois mois à

l'hôpital Saint-Antoine sans être soulagée. Elle resta dans le même état après avoir passé plus de cinq mois à l'Hôtel-Dieu, où on lui mit un séton à la nuque, et douze vésicatoires cantharidés sur le front. Elle déclare ne pas avoir tiré plus de fruit de son séjour à la Pitié, où on lui appliqua la pommade ammoniacale sur la tête.

3 mai 1830. Les cornées sont ternes, les pupilles sont étroites et mobiles; la chambre antérieure est libre.

La malade a de la peine à se conduire, surtout au soleil; elle ne voit les objets que d'une manière confuse. Elle ne peut ni écrire ni faire la cuisine.

Cautérisation sincipitale par la pommade ammoniacale, ventouses, collyre ammoniacal.

9 juin 1830. Les cornées sont très claires; les pupilles ont beaucoup plus de mouvement qu'elles n'en avaient.

La vision a fait des progrès assez grands pour que la malade puisse se diriger facilement le jour et la nuit. Elle peut enfiler une grosse aiguille, et travailler à la couture pendant un certain temps.

DIX-NEUVIÈME OBSERVATION.

Monsieur le curé de Moidière, âgé de quarante ans, d'une bonne constitution, s'est aperçu il y a plus de dix ans, d'un affaiblissement de sa vue, à une époque où il se livrait avec ardeur à l'enseignement.

Avril 1829. Après un voyage en diligence, il a senti sa vue très affaiblie; il ne voyait les objets qu'à travers un brouillard noirâtre. M. le docteur Gensoul, chirurgien en chef de l'hôpital de Lyon, lui ayant fait la cautérisation sincipitale par la pommade ammoniacale, il en est résulté de l'amélioration dans la vision; mais cet amendement n'a pas persisté.

16 novembre 1829. Ce malade m'est adressé par madame la comtesse de Murat.

Les pupilles sont très dilatées, mobiles, et il y a chaleur, douleur, pesanteur de tête; l'œil droit est très faible; la vision n'y a lieu qu'à travers un brouillard épais; l'œil gauche n'est point aussi malade; le brouillard qui le sépare des objets a moins de densité; le malade dit que les objets lui paraissent contournés en spirale.

16 novembre 1829. Cautérisation linéaire par le cuivre rouge; hémorragie artérielle peu considérable, après laquelle les symptômes cérébraux ont été dissipés. Je seconde cette médication par l'application hebdomadaire d'un laxatif, de ventouses scarifiées à la nuque, et de huit à dix sangsues à l'anus.

Après plusieurs mois de ce traitement, les maux de tête étaient dissipés, et ne se renouvelaient qu'à un faible degré ; l'application d'une ventouse scarifiée les enlevait constamment.

Les pupilles ont recouvré leur mobilité normale. La vision s'est rétablie presque entièrement dans l'œil droit, et s'est affermie dans le gauche. Le malade distingue bien la couleur et la véritable forme des objets.

M. le curé est retourné à Moidière, et les nouvelles qu'il me donne confirment les résultats obtenus. Il a un sommeil parfaitement calme, tandis qu'avant le traitement il était constamment agité pendant cet état.

VINGTIÈME OBSERVATION.

Jean-Baptiste Laroque, menuisier-ébéniste, demeurant avenue de Ségur, n° 7, âgé de 35 ans, d'une bonne constitution, est sujet à des douleurs de la gorge et de la tête, contre lesquels il n'a fait aucun remède.

1829. octobre. Il s'aperçut un matin qu'il ne voyait plus assez pour travailler. Plusieurs oculistes l'ont traité avec un vésicatoire au cou, des collyres et des purgations.

1830. 1er mars. Il entre à l'hôpital Necker, où on lui pose successivement un séton à la nuque et cinq vésicatoires cantharidés ; on lui fit aussi deux saignées du bras. Ces diverses médications ont un peu amélioré ses yeux et la vision. Toutefois il est hors d'état de travailler.

1er mai. Il se présente chez moi. Les pupilles sont dilatées, peu mobiles; la chambre antérieure offre un léger brouillard. Je le traite par la cautérisation ammoniacale, à laquelle j'ajoute le collyre ammoniacal, la ventouse scarifiée et les laxatifs.

15 mai. Laroque se trouve en état de travailler aux gros ouvrages de son état.

18 juin. Le malade peut lire et écrire pendant quelques instans, et travailler aux ouvrages fins d'ébénisterie. Toutefois ces exercices le fatiguent quand il s'y applique beaucoup, et je lui conseille de s'en tenir aux ouvrages moins délicats.

Les pupilles ne sont plus si dilatées; elles ont de la mobilité; le brouillard de la chambre antérieure est dissipé. Les maux de tête ne reviennent que rarement.

FIN.

TABLE.

FIN DE LA TABLE.

www.ingramcontent.com/pod-product-compliance
Ingram Content Group UK Ltd.
Pitfield, Milton Keynes, MK11 3LW, UK
UKHW021144220726
13924UKWH00003B/1018